MINHA PRIMA!

Jack Harry

1

Como vai, primo?

Era mais um dia quente de verão em agosto que estava chegando ao fim lentamente. Estava ficando escuro lá fora e eu estava ficando cada vez mais inquieto. Passei o dia inteiro na piscina com minha prima Laura. Deixamos o sol bronzear nossa pele.

Claro, minha prima desencadeou em mim fantasias eróticas, mas quem poderia me culpar, com sua figura provocante, brotando e quase perfeita. Eu me senti pega várias vezes enquanto meus olhos varriam seus seios firmes e jovens, sustentados por um biquíni branco e transparente.

Nós moramos um ao lado do outro. O pai dela, o irmão da minha mãe e meus pais construíram uma casa geminada juntos. Morávamos na metade direita da casa. Como meu tio e minha tia sempre trabalhavam muito, Laura passava muito tempo conosco.

No início da noite, deitei-me na banheira enquanto Laura lia uma revista na sala e esperava que seus pais voltassem para casa.

"Você vai ficar deitado na banheira por muito tempo, Tobias? Posso ajudá-lo?" veio a voz sorridente do meu primo.

Tirada dos meus pensamentos, quase engasguei com a água do banho. Laura estava de pé ao lado da banheira, vestindo apenas uma toalha. Ela sorriu descaradamente para mim.

"Eu queria tomar um banho rápido com vocês, mas vocês vão demorar uma eternidade no banheiro," ela disse enquanto deixava seu olhar deslizar para dentro da banheira.

Tentei me levantar, procurando apoio, mas depois fiquei na minha posição confortável e quis responder a Laura.

No entanto, ela estava interessada em algo completamente diferente!

Só agora percebi que estava completamente nua na banheira com meu pênis meio ereto. Laura olhou para meu pênis com interesse.

"Você pode me ajudar, mas eu já me lavei", respondi.

"Você sabe," ela respondeu calmamente. "Eu nunca vi uma coisa assim na vida real! Exceto que sentiu através de suas calças enquanto beijava um cara."

Agora fiquei maravilhado!

Meu primo inocente costumava pegar as calças dos meninos enquanto se beijava.

Ela se sentou lentamente na beirada da banheira.

"Posso tocá-lo?" ela perguntou hesitante e eu balancei a cabeça sem palavras.

Mesmo antes que ela estendesse a mão, senti meu coração disparar. Eu queria me controlar e não estender minha bunda ao seu tamanho total. Com o dedo médio e indicador, ela gentil e lentamente correu minha glande ao longo do eixo até que ela acidentalmente tocou um testículo com a ponta do dedo.

Seus olhos estavam cheios de excitação e brilho, sua respiração era lenta e pesada. Antes que ela terminasse com seu breve toque, meu pequeno estava duro e ereto.

Ela retirou a mão, espantada com seu trabalho.

Olhando para o meu esplendor rígido, ela me perguntou: "Diga, você poderia me mostrar como funciona a ejaculação?"

Agora eu engulo e olho para ela quase um pouco envergonhada, mas eu tive que rir por dentro de sua maneira de falar escolhida.

"Ok," eu respondi com fingida indiferença. "Mas não aqui e só se você não contar a ninguém sobre isso!"

Ela assentiu na mesma câmera lenta que tinha acabado de acariciar meu pau.

Levantei-me, puxei o bujão e a água gorgolejou adeus no ralo. Laura me entregou a toalha de banho e eu me sequei rapidamente, mas completamente. Meu coração lentamente se acalmou novamente, apenas meu pequeno aparentemente sentiu o cheiro do assado e não foi de forma alguma amolecido. Eu coloquei a toalha de lado, peguei a mão da minha prima e a levei, completamente nua como eu estava, para o meu quarto. Com um giro elegante eu a coloquei na frente da minha cama grande para que ela só tivesse que se sentar, o que ela fez imediatamente. Eu caí no colchão ao lado dela.

Meu pau duro ainda estava feliz , esperando por sua recompensa.

"Devo fazer isso sozinho agora, ou você quer me ajudar?" Eu perguntei.

"Mostre-me como fazer isso sozinho. Talvez eu faça depois de você", disse ela.

Eu me perguntei se ela achava que os homens poderiam ter qualquer orgasmo que quisessem.

"Ok, espero que eu possa aguentar," eu respondi, notando seu olhar questionador.

Deitei na cama e ela se ajoelhou ao meu lado. Então eu agarrei meu pau duro e lentamente comecei a empurrar o prepúcio para trás. Seus olhos grudaram no meu pênis como ímãs e seguiram cada movimento meu. Comecei a relaxar e senti que não demoraria muito para que eu chegasse ao clímax.

Enquanto meus sucos se mobilizavam, comecei a olhar para minha prima com olhos lascivos.

Sua toalha de banho tinha afrouxado um pouco. Agora estava aberto na frente, onde havia sido dobrado, revelando suas belas e jovens pernas até os quadris.

Aparentemente, ela ficou excitada com a minha masturbação, porque ela mexeu a bunda para frente e para trás inquieta.

Inconscientemente, ela deslizou a mão direita entre as pernas, que ela deslizou cada vez mais para longe. Eu levantei minha cabeça para que eu pudesse olhar para sua boceta. Naquele momento eu a vi correr o lado de seu dedo indicador sobre seus lábios sem pêlos. Aquele breve momento foi o suficiente para meu cérebro dar o comando para gozar.

"Agora estou gozando !" Eu gemi. Com golpes fortes eu esguichei o esperma no meu estômago. Laura assistiu ao espetáculo com olhos brilhantes e esfregou sua pequena fenda. Após um breve momento de exaustão, peguei um lenço e quis limpar os vestígios de minha luxúria.

"Não, deixe-me fazer isso", meu primo pediu e pegou as toalhas da minha mão. Mas ela imediatamente os colocou de lado novamente e começou a espalhar o esperma na minha barriga com a ponta dos dedos. Ela desenhou os círculos cada vez maiores até que ela mergulhou as duas palmas no meu suco, passando a mão direita suavemente pelo meu pênis algumas vezes antes de pegá-lo na mão e espremer as últimas gotas dele como se nunca tivesse feito outra coisa.

Meus sentimentos voltaram a ferver novamente quando tive um pensamento excitado. Eu agarro seus pulsos, olhando nos olhos questionadores.

"Momento! Agora é a sua vez!" digo com firmeza.

"Como você faz isso?" ela perguntou enquanto limpava

suavemente meu estômago, pênis e mãos.

"Como eu disse," eu respondi. "Agora deite-se e me mostre como você se masturba!"

Um pouco envergonhada, ela esfregou os últimos vestígios de esperma de suas mãos.

"Mas isso não está bem! Eu sou seu primo!"

Eu tive que rir alto.

"E eu sou seu primo! Eu fiz isso na sua frente, agora é sua vez. Isso é justo, certo?"

Ela considerou, inclinando a cabeça da esquerda para a direita.

"Tudo bem", ela respondeu, sorrindo. "Por que não."

Ela jogou os lenços úmidos em um canto e deitou no meio da cama. Ela abriu as pernas ligeiramente. Então ela desatou o nó na toalha de banho para que ela se abrisse.

Agora ela estava completamente nua na minha frente.

Ela realmente é uma supermulher, pensei, olhando seu corpo de cima a baixo. Suas mãos vagaram sobre seus quadris para seus seios firmes. Ela começou a acariciar os mamilos com os dedos. Eu podia ver exatamente como seus mamilos subiram e ficaram cada vez mais duros. Agora ela pegou um mamilo entre os dedos e o apertou com muita ternura. Um pequeno gemido escapou de seus lábios quando ela começou a girar levemente seus quadris.

Ela deixou suas coxas deslizarem mais e mais e gentilmente deslizou a mão direita sobre seu estômago contra seus pelos pubianos. Com o mesmo movimento sensual enquanto acariciava seu mamilo, ela agora também circulou seus dedos em seu montículo púbico levemente elevado.

Nesse meio tempo, eu tinha a mais bela posição entre minhas pernas novamente, que esfreguei com cuidado e lentamente. Agora, já meio em transe, Laura abriu as coxas, primeiro puxando os joelhos para cima e depois lentamente deixando-os se separarem. Eu torci internamente porque finalmente pude ver toda a sua glória.

Ela realmente tinha a boceta mais bonita que eu já tinha visto.

Seu cabelo íntimo estava raspado em um triângulo e tinha um comprimento máximo de dois milímetros. A ponta inferior do triângulo estava apontando diretamente para seu clitóris doce. A área ao redor de seus lábios estava completamente raspada.

Um aroma quente e excitante emanava dessa imagem fantástica e subiu às minhas narinas. Deitei de bruços entre suas pernas para poder olhar diretamente para seu centro de prazer. Seus dedos se moveram em círculos e lentamente se aproximaram de sua coluna com tesão. Com o dedo médio ela acariciou seu clitóris de cima.

Sua outra mão massageou os mamilos, muito mais forte agora.

Mais e mais vezes ela acariciava seus lábios, que agora estavam brilhando com a umidade. Ela levantou e abaixou a pélvis e seu dedo médio desapareceu mais fundo em sua vagina com cada movimento. Mas ela não colocou muito fundo porque ela provavelmente não queria machucar seu hímen.

Ela aumentou todos os seus movimentos novamente!

Seus gemidos ficaram mais altos enquanto ela esfregava sua boceta mais rápido. Ela empurrou sua pélvis, chegando tão perto do meu rosto que tudo que eu tinha que fazer era colocar minha língua para fora para ajudá-la a atingir o orgasmo.

No entanto, isso veio prontamente e acompanhado por um grito alto!

Ela estava se contorcendo na minha cama e felizmente enfiou o dedo médio profundamente em sua vagina. Sua mão em seu peito a deixou acariciar seu estômago exausto e então o deixou cair ao lado dela.

Ela sorriu para mim com os olhos vidrados.

"Bem, satisfeito?" ela ofegou cansada.

"Claro", eu respondi, sorrindo para ela por entre as pernas.

"Se eu não soubesse que você estava constantemente olhando para minha buceta, teria demorado muito mais. Sua aparência realmente me excitou!"

"Como você acha que seu show me excitou de novo?" Eu respondi, deitando ao meu lado ao lado dela para que eu pudesse dar uma olhada maravilhosa nela.

Vi seus seios corados e comecei a acariciá-los com ternura. Aparentemente ela estava gostando porque ela inclinou a cabeça para trás e fechou os olhos.

"Se você não fosse meu primo, muitas coisas viriam à mente agora."

"Você acha que fomos longe demais?" ela perguntou timidamente.

Eu apenas balancei minha cabeça e acariciei seu cabelo. Ficamos assim por algum tempo e acariciamos o corpo inteiro um do outro. Senti seus seios quentes ao meu lado e ela colocou uma perna entre minhas coxas, me dando uma pressão confortável sob meus testículos. Acariciei sua pele delicada e ela pegou meu pênis e brincou com ele com interesse.

Nós brincamos um pouco e fizemos cócegas um no outro. Começamos uma pequena luta livre e rolamos pela cama até que ela veio se sentar em cima de mim. Olhamos nos olhos um do outro e ambos sabiam o que sentíamos entre nossas pernas. Sua umidade e calor no meu pau duro.

"Você sabe o que eu gostaria de fazer agora?" ela perguntou corajosamente e seus movimentos em mim eram mais do que claros.

"Você é louco?" Eu só podia engasgar, mas ela imediatamente rebateu

"Dá um tempo! Em primeiro lugar, eu quero que você seja o único a me deflorar e, além disso, aqui e agora eu sinto que finalmente estou perdendo minha virgindade!"

Como eu deveria argumentar contra isso, já que ela estava espalhando sua umidade uniformemente por todo o comprimento do meu pênis duro com seus lábios.

Olhei profundamente em seus olhos e perguntei: "Você realmente quer isso?"

"Sim! Agora, eu não quero mais ser virgem!"

Meu coração estava batendo descontroladamente

"Ok, você está pronto?" Perguntei e olhei para ela que não queria esperar mais. Ela levantou sua pélvis, agarrou meu pênis e o dirigiu contra seu buraco de prazer.

Senti o calor úmido se espalhando ao redor da minha glande. Com muito cuidado, ela deslizou para o meu suporte até que senti uma leve resistência.

"Este é um grande momento em sua vida agora." Eu respirei animadamente e notei como ela hesitou por um momento muito curto. Mas aparentemente nada poderia parar seu tesão agora.

Ela respirou fundo, fechou os olhos e montou minha lança completamente. Com um pequeno suspiro, a sensação ao redor do meu pênis foi confirmada. Ela foi deflorada e eu fui o primeiro a entrar nas profundezas de sua caverna de prazer apertada e quente.

Ela ficou sentada em silêncio por um momento, então começou a fazer pequenos movimentos circulares com a pélvis.

Seu rosto assumiu uma expressão lasciva.

Com as mãos, ela encontrou meu peito e se apoiou nele. Seus movimentos se tornaram cada vez mais rápidos. Estendi minhas mãos e agarrei seus dois seios, que imediatamente comecei a massagear. Seus gemidos ficaram mais altos e descontrolados enquanto ela usava uma mão para estimular seu clitóris. Isso não teria sido necessário, já que ela estava a caminho de um orgasmo.

Ela empurrou seu peito com seus mamilos duros em minha direção arqueando as costas e jogando a cabeça para trás.

"Estou chegando! Estou chegando!" ela gemeu alto para o teto. Senti a contração de suas paredes vaginais em torno do meu pau duro.

Ela experimentou seu primeiro orgasmo vaginal realmente abalado.

Esperei um pouco até que sua respiração se acalmasse novamente. Então eu agarrei sua cintura e a levantei, jogando-a de costas na cama.

Agora eu me deitei sobre ela e olhei apaixonadamente em seus olhos.

Enfiei meu pau duro profundamente em sua vagina. Ela empurrou sua pélvis em minha direção. Comecei a fodê-la com estocadas calmas. Foi simplesmente fantástico!

"Estou chegando!" Eu gemi sem fôlego. Assim que eu disse isso, meu sêmen jorrou em sua boceta apertada e quente. Seus movimentos diminuíram, ela deixou seu jovem torso solto e sorriu para mim.

Ficamos exaustos e encharcados de suor. Ela acariciou minhas costas amorosamente com as mãos.

"Bem, minha linda prima?" Eu perguntei, audivelmente exausto. "Como você gosta da vida depois da sua virgindade?"

"Eu acho," ela respondeu, ainda sem fôlego, "eu vou precisar disso três vezes por dia a partir de agora!"

Peguei alguns lenços, puxei meu bebê para fora de sua boceta e sequei nossas partes íntimas. Ao mesmo tempo, ela começou a fazer os movimentos circulares e excitados com os quadris novamente.

"Você gostaria de um buquê final?" Perguntei a ela sorrindo.

"Sim, por favor, eu acho que eu poderia foder o tempo todo!"

"Ok", eu respondi. "Mas desta vez você tem que ficar sem meu pau, ele precisa de uma pausa."

Comecei a acariciar seus seios. Sentei-me em suas coxas e pude observar seu corpo jovem e provocante de cima. Com ternura, mas com firmeza, massageei suas bolas de alegria. Ela fechou os olhos e apreciou minhas carícias. Eu tocava em suas zonas erógenas como um instrumento. Sua respiração me disse onde ela gostava mais.

Eu deliberadamente deixei de fora sua vagina. Eu a deixei se mexer um pouco.

De novo e de novo eu me inclinei sobre ela e lambi seu pescoço, seios e barriga. Seus movimentos ficaram mais intensos. Deitei de lado ao lado dela. Com uma mão eu procurei seus lábios. Ela esticou sua buceta com tesão e eu acariciei sua vulva com meu dedo médio. Um suspiro profundo foi sua resposta.

Suas pernas se abriram como se estivessem sozinhas. Eu puxei meu dedo médio pela abertura e senti sua umidade quente. Eu cuidadosamente coloquei-o lentamente em sua vagina e com um puxão de seu corpo ela confirmou a correção desse ato.

Eu circulei em sua caverna quente e macia e senti seus músculos se contraírem. Ao mesmo tempo, com movimentos cuidadosos, pressionei a palma da mão no clitóris. Ela contorceu seu corpo, o que me disse que não demoraria muito para que ela estivesse pronta novamente. Com um movimento rápido, me deitei entre suas pernas sem tirar meu dedo de sua boceta. Com minha língua comecei a lamber seu clitóris, que se estendia em minha direção em seu tamanho máximo. Eu chupei entre meus lábios e mordisquei suavemente enquanto minha língua tremulava sobre sua ponta. Eu lutei para acompanhar seus movimentos descontrolados, mas fiz o meu melhor colocando meus ombros sob suas pernas para alguma estabilidade.

Seus gemidos se transformaram em um guincho e guincho quando o clímax subiu por seu corpo. Ela estava deitada na minha cama, se contorcendo e prestes a desmaiar. Seus olhos estavam molhados de lágrimas e havia um olhar de felicidade e satisfação em seu rosto.

" Ohhh Toby, isso é tão incrível", ela gemeu, quase ofegante. "Eu nunca experimentei nada tão bonito em toda a minha vida!"

Lentamente puxei meu dedo para fora de sua caverna quente e corri minha língua mais algumas vezes sobre o comprimento de sua boceta. Seu corpo respondeu com um estremecimento excitado. Com um gole prazeroso, deixei seu suco de amor escorrer pela minha garganta e me deitei longitudinalmente sobre ela. Nós nos beijamos exaustos e eu rolei para o meu lado. Deitamos de braços dados e nos abraçamos com prazer até nos cansarmos e adormecermos felizes e satisfeitos.

Este foi o início de um relacionamento longo e apaixonado!

2

Explorações noturnas!

Meu nome é Fabiano. Cresci em uma pequena vila nos arredores da capital da Baviera.

Comecei a me interessar pelo gênero feminino muito cedo. Fiquei particularmente impressionado com seios grandes. Não posso dizer por que acabei me tornando um fetichista absoluto do peito ao longo dos anos. Talvez fosse porque nossos dois vizinhos tinham seios grandes, até enormes. Minha paixão por seios começou muito cedo.

Em meados de agosto recebemos a visita de meu tio, minha tia e minha prima Marie. Devido à falta de espaço, uma espreguiçadeira foi colocada no meu quarto. Enquanto eu ainda estava pensando em quem deveria dormir lá, meu pai explicou que este deveria ser o meu lugar de dormir nos próximos dias.

Excelente! Fui autorizado a desocupar minha cama e fiquei bastante chateado por ter que abrir mão da minha privacidade. Mas também havia algo de bom na coisa toda.

Meu pai mandou minha prima Marie dormir na minha cama, pois não havia outro lugar para dormir. Isso significava para mim que provavelmente haveria algumas oportunidades de ver os seios da minha prima.

Não deve ser apenas alguns looks!

Na primeira noite acordei porque precisava urgentemente ir ao banheiro. Quando voltei de fazer xixi, notei que Marie havia chutado as cobertas dela enquanto dormia.

Ela estava deitada de costas.

Os três primeiros botões de seu pijama levemente datado estavam desabotoados e seu seio direito estava totalmente exposto.

Que visão!

Ajoelhei-me na frente de sua cama e olhei para ela no brilho da lâmpada de cabeceira. "Meu Deus, só toque uma vez", pensei.

Esse teria sido o meu sonho. No entanto, não ousei. Tentei cobri-la adequadamente novamente. Mas como ela estava parcialmente deitada nas cobertas da cama, tive que movê-la para frente e para trás várias vezes. Eu puxei seu cobertor com todas as minhas forças até que finalmente o segurei em minhas mãos. A última sacudida foi tão forte que Marie rolou de lado. Eu agarrei seu ombro e a rolei de costas. Agora fiquei um pouco desconfiado.

Meu primo ainda estava dormindo !

Qualquer outra pessoa teria acordado há muito tempo com esses movimentos.

Então um pensamento me ocorreu.

Se ela ainda não tivesse acordado, então ela não saberia se eu a tocasse!

Juntei toda a minha coragem e desabotoei seu pijama completamente. Lá eles jaziam diante de mim em toda a sua glória, os seios mais bonitos do mundo. Coloquei minha mão direita em seu seio esquerdo e comecei a acariciá-la muito suavemente.

Meu pênis endureceu.

Quando não consegui detectar uma reação de Marie, ousei continuar. Agora também coloco minha mão esquerda em seu outro seio. Sua pele era macia como um pêssego. Seus seios eram macios e firmes ao mesmo tempo. Eu gentilmente acariciei ambos os seios em movimentos circulares, deslizando sobre seus mamilos de novo e de novo. Ela abriu a boca e começou a gemer baixinho.

Fiz uma pausa por um momento, com medo de que ela acordasse, afinal. Mas ela continuou dormindo. Meu coração batia descontroladamente.

"Foda-se", pensei. "Agora, se ela acordar, vou apenas dizer, eu só queria aconchegá-la."

Meu pau agora estava duro como pedra e pulsando no ritmo do meu pulso. Meu aperto apertou um pouco. Com uma leve pressão eu amassei seus peitos enormes. Eu a apertei para que seus mamilos viessem um pouco em minha direção.

Aí eu não consegui mais me controlar!

Inclinei minha cabeça para ela e peguei um de seus mamilos na minha boca. Quando comecei a fazer movimentos circulares rápidos em torno de seu mamilo com minha língua, senti-o gradualmente ereto e endurecendo.

Meu primo gemia cada vez mais alto!

Uma sensação incrivelmente excitante tomou conta de mim.

As bolas quentes e macias nas mãos de Marie fizeram meu pênis se contorcer. Enquanto eu agora chupava alternadamente seus mamilos, eu massageava seus seios com forte pressão. Suas tetas continuavam ficando maiores e mais duras. De vez em quando eu chupava um mamilo bem fundo na minha cavidade oral e depois o soltava da minha boca com um estalo.

Então eu trabalhei em seus seios por quase um quarto de hora. De repente, notei que ela começou a girar os quadris lentamente. Além disso, ela fez um buraco nas costas para esticar ainda mais os seios.

"É possível reagir assim quando você está dormindo?" pensei, maravilhado. Talvez ela tenha acordado nesse meio tempo e apenas fingiu estar dormindo para poder continuar desfrutando.

Esse pensamento por si só me fez querer parar. Eu abotoei sua blusa de volta e coloquei o edredom sobre ela. Depois disso eu escorreguei na minha cama e imediatamente comecei a me masturbar até que depois de alguns minutos eu estava esguichando grandes quantidades do meu esperma quente em alguns tecidos. Depois disso, adormeci satisfeito e com uma expressão feliz no rosto.

Na manhã seguinte, Marie me acordou com um beijo suave na minha testa.

"Bom dia Fabian. Você dormiu bem?" ela perguntou.

"Sim muito bem!" Eu respondi. "Você?"

"Eu tive sonhos realmente ótimos", ela respondeu com um certo sorriso no rosto.

"Com o que você sonhou?" Eu queria saber.

"Hum", ela respondeu. "Eu acho que você é muito jovem para isso. De qualquer forma, eu não tinha um sonho tão agradável há muito tempo!"

Percebi que de alguma forma ela devia estar ciente das minhas atividades, mesmo que apenas subconscientemente.

"Espere", pensei comigo mesmo, "você vai sonhar tão agradavelmente todas as noites!"

E assim veio a segunda noite.

Temendo não acordar sozinha, bebi mais dois copos altos de limonada antes de dormir. Cerca de três horas depois, acordei com uma pressão animal na bexiga. Acendi o abajur de cabeceira e olhei para o meu primo. Ela estava de costas novamente.

Rapidamente fui ao banheiro. Quando voltei, não acreditei nos meus olhos. Marie ainda estava deitada de costas, mas seu cobertor foi empurrado até os joelhos. Todos os botões de cima de seu pijama estavam desabotoados.

"Isso é útil", pensei, sorrindo.

Eu só tive que desmontar meu pijama. Lá estavam eles novamente na minha frente, esses dois seios super gostosos . Até seus mamilos já haviam acordado e estavam saindo grandes e duros de seu corpo.

Eu gentilmente coloquei minhas mãos em suas bolas macias novamente. Como na noite anterior, comecei a acariciar seus seios com todos os truques do livro. Eu cobri seus mamilos com uma série de beijos, constantemente amassando e massageando a carne de seus seios. Muito mais cedo do que na noite anterior, Marie começou a fazer movimentos circulares com os quadris novamente. Ela também empurrou seu peito para mim novamente. Meu pênis agora estava grande e duro, mas não me atrevi a incluí-lo neste jogo erótico. Estimulado por seus movimentos e seus gemidos, que agora se tornaram mais intensos, chupo seus seios cada vez mais forte. Algumas vezes eu literalmente chupei seus mamilos. Ela soltou gritos curtos, mas bem quietos.

"Meu Deus", pensei, "isso é incrível. Espero que ela não acorde." Mas meus medos eram infundados. Seus gemidos ficaram cada vez mais altos, mas ela tinha os olhos bem fechados.

De repente, ela moveu o braço esquerdo!

Seus seios ainda firmes em minhas mãos, soltei minha boca de seus mamilos. Eu observei sua mão se mover lentamente em direção à calça do pijama.

"O que ela está fazendo?" Eu me perguntei pensativo.

A mão dela desapareceu sob o cós da calça!

Ela lentamente abriu as pernas. Eu podia ver claramente como ela passou os dedos pela vagina. Como seus olhos ainda estavam fechados, presumi que ela estaria sonhando novamente no momento.

Meus lábios rodearam seus mamilos novamente, que eu chupei e chupei vigorosamente novamente. Os movimentos circulares de seus quadris agora se transformaram em poderosos movimentos para cima e para baixo. Ela esfregou a mão descontroladamente sobre sua boceta. Depois de um tempo, notei que minha irmã começou a tremer e tremer levemente por todo o corpo.

"Devo intensificar meu amassar e chupar ainda mais?" Eu considerei. Não querendo exagerar, porém, deixei por isso mesmo, continuando a acariciar seus seios como sempre fiz.

Depois de mais dez minutos, todo o seu corpo enrijeceu. Sua mão girou muito rapidamente sobre sua vagina. Um longo gemido escapou de sua garganta. Depois disso, seu corpo ficou mole e sua mão escorregou para fora de suas calças.

Ela estava radiante por todo o rosto com os olhos fechados.

"Isso deve ter sido um orgasmo", pensei. Eu beijei seus botões uma última vez e os coloquei novamente. Satisfeito, deitei na minha cama, trabalhei meu pau furiosamente e apaguei a luz depois de gozar tremendamente.

Adormeci feliz comigo mesma.

Na manhã seguinte, Marie me acordou novamente com um beijo suave. Mas desta vez na minha bochecha.

"Bem, seu dorminhoco", ela me perguntou. "Você dormiu bem de novo?"

"Sim, tão bom quanto na noite anterior," eu respondi a ela.

"E você? Você sonhou com algo legal de novo?"

"Ah, sim, eu tive um sonho maravilhoso, muito grande. Se ao menos eu tivesse sonhos tão maravilhosos todas as noites!"

"Talvez seja a minha presença!" eu comentei. Ela sorriu, erguendo as sobrancelhas e simplesmente dizendo: "Quem sabe?"

Na noite seguinte acordei, não porque tinha que fazer xixi de novo, mas porque ouvi barulhos estranhos. Deixei as luzes apagadas porque a noite estava clara e a lua brilhava pela janela. Eu podia ver vagamente o edredom da minha prima subindo e descendo na altura de sua vagina.

"Ultrajante, ultrajoso!" Eu pensei , ela não pode simplesmente começar sem mim! Como eu não sabia se ela poderia estar acordada desta vez, apenas a chamei baixinho.

"Maria?" Não houve resposta. Eu a chamei baixinho novamente. "Marie? Você está acordada?"

Novamente não houve resposta, apenas os movimentos sob o cobertor ficaram um pouco mais violentos. Depois disso, aventurei-me a acender o abajur de cabeceira. Na luz difusa da lâmpada fraca eu podia vê-la deitada em sua cama. Sua cabeça estava inclinada para trás, sua boca ligeiramente aberta, de onde escapavam suspiros suaves.

"Agora vamos ao que interessa", pensei. Eu rapidamente saí da minha cama e me arrastei até a cama dela. Ela havia puxado as cobertas até o queixo. Lentamente eu os descobri.

Após os primeiros centímetros, eu estava perdendo alguma coisa. Onde estava porque a gola de seu pijama? Ou talvez ela estivesse vestindo uma camisola esta noite? Isso teria sido muito estúpido! Mas depois que eu puxei as cobertas ainda mais para baixo, fiquei bastante surpreso, mas satisfeito ao ver que ela estava totalmente nua em sua cama.

" Oohhh , isso é incrível!" Eu pensei.

No começo eu olhava tudo com calma. Apesar de ter visto uma vagina algumas vezes em várias revistas, nunca a tinha visto pessoalmente. Marie tinha uma linda buceta. Seus lábios eram de tamanho médio, rosa suave, e seus pelos pubianos desenhavam um pequeno triângulo sobre eles. E então houve esse pequeno inchaço. Quase parecia que ele estava usando um chapeuzinho. Ela continuou acariciando esse caroço com os dedos abertos. A cada movimento ascendente de sua mão, seu clitóris aparecia brevemente entre seus dedos. Eu teria preferido continuar com a minha mão.

No entanto, eu estava mais interessado em seus seios no momento. Naquela noite, ela respirou com tanta força que seu peito subia bruscamente a cada inspiração e descia novamente a cada expiração. Como tinha feito nas duas noites anteriores, comecei a acariciar suavemente seus seios.

Marie colocou os braços perto do corpo e empurrou os ombros ligeiramente para a frente. Isso apertou um pouco os seios e deu-lhes ainda mais volume do que o habitual. Interpretei este sinal como um pedido para agarrar com mais força.

Coloquei um mamilo na boca e chupei. Então eu apertei e amassei seus peitos enormes ainda mais forte do que o habitual. Pude ver claramente pela expressão facial e pelos gemidos que ela parecia gostar muito.

Após cerca de quinze minutos de tratamento intenso de mamas, ela atingiu seu clímax. Depois que seu tremor e tremor se acalmou, dei outra olhada em sua boceta. A visão de sua vagina macia me excitou tanto que eu não pude deixar de mandar um beijo em seus lábios.

Isso provocou outro gemido dela. O cheiro de sua boceta era uma experiência totalmente nova para mim. Eu não poderia descrever o cheiro, mas quando senti o cheiro da nuvem de perfume de sua boceta, quase me molhei.

Como agora eu queria me satisfazer, cobri-a novamente, mas desta vez dei-lhe um beijo suave na boca, que então se abriu ligeiramente. Sua língua saiu e ela lambeu os lábios. Naquele momento eu não entendia esse sinal. Deitei na minha cama e trabalhei minha bengala.

Fui acordado novamente pela manhã com um beijo suave. Mas desta vez na minha boca. Quando abri meus olhos, seu rosto estava muito perto do meu.

Ela sorriu para mim com seus grandes olhos castanhos.

"Bem, Fabiano?" ela perguntou com um sorriso. "Como nos sentimos?"

"Excelente!" Eu respondi. "Deixe-me adivinhar: você teve um grande sonho ontem à noite, não foi?"

"Sim, isso mesmo. Talvez tenha algo a ver com a sua presença, afinal. Você sabe que eu gosto muito de você. Quando você está perto de mim à noite, isso só me faz sentir melhor", ela respondeu.

Ao longo do dia pensei se deveria ousar ir mais longe na noite seguinte. Eu decidi apenas pegar e agir de acordo com suas reações.

3

A noite com meu primo!

Toda a família queria ir de férias para a Áustria.

Meus pais e meu tio alugaram uma pequena casa de férias no Lago Wolfgang. Como meu pai e meu tio foram inesperadamente impedidos por mais alguns dias, fui de carro com meu primo David. Nossos pais queriam seguir em alguns dias.

Encontramos a casa em boas condições, conforme combinado, havia um carro antigo na garagem.

No terceiro dia, nós dois queríamos fazer um pequeno passeio. O tempo estava um pouco frio e o céu estava nublado.

Começamos logo após o café da manhã. Passamos por diversos vales, pequenas aldeias, almoçamos lá e depois voltamos para casa.

Embora David ainda não tivesse carteira de motorista, ele era muito bom em ler o mapa e nos levou de volta por trilhas agradáveis.

Em um cruzamento, notei que uma luz vermelha se acendeu e um vapor branco estava saindo de baixo do capô. Desliguei imediatamente o motor. Depois que saímos, notamos que a água de resfriamento estava vazando.

Não podíamos continuar assim!

Esperamos muito tempo, mas ninguém veio. Então decidimos caminhar até a próxima cidade. Depois de uma caminhada de mais de uma hora chegamos a um pequeno lugar onde havia uma quantidade surpreendente de vida. Era para haver uma festa naquela noite.

Fomos ao único hotel e descrevemos nosso problema. Disseram-nos que alguém na aldeia tinha uma oficina e poderia consertar o carro, provavelmente amanhã, depois do festival.

Pedimos um quarto gratuito. A mulher da recepção folheou um livro por um longo tempo e disse que havia apenas um quartinho com uma cama estreita, era tudo o que ela podia nos oferecer.

Queríamos dar uma olhada no quarto de antemão, embora não tivéssemos chance de encontrar uma alternativa.

Ela nos levou até o andar de cima, havia um quartinho com uma pia, água fria corrente e uma cama estreita, talvez com apenas um metro de largura. O banheiro ficava dois andares abaixo. Tudo estava limpo e fez uma impressão muito amigável. Pegamos a sala e fomos para a oficina. Também fomos capazes de descrever o problema para ele e explicar onde estava o carro. Demos-lhe a chave. Ele queria buscá-lo muito cedo amanhã e depois consertá -lo, deve estar pronto por volta do meio-dia.

Enquanto isso, escureceu e voltamos para o nosso quarto. Como não tínhamos nada conosco, não tivemos que desempacotar muito. Mais e mais pessoas estavam se reunindo na praça abaixo. O vinho foi servido e cheirava a comida. Como também estávamos com fome, nos misturamos com as pessoas, comemos alguma coisa e bebemos vinho tinto.

Por volta das 23h estávamos cansados e decidimos ir para o nosso quarto. Fui ao banheiro do andar de baixo. Quando voltei para o quarto, David já estava na cama e devia ter adormecido. Algumas taças de vinho tinto devem ter sido demais para ele. Mas eu já estava percebendo os efeitos do álcool.

Tirei meu suéter, abri meu jeans e saí. Então tirei minha meia-calça, sentei na beirada da cama e a tirei completamente. Eu alcancei minhas costas e desabotoei o sutiã, agora eu estava apenas de pé no quarto em minha tanga branca.

David parecia estar dormindo profundamente, então também tirei minha calcinha e comecei a me lavar.

Sabão, uma toalha e duas toalhas estavam na pequena pia encostada na parede. Eu estava muito suada, então me lavei o máximo que pude na pequena pia. Eu considerei lavar minha tanga e ir para a cama completamente nua. Ou colocar sua calcinha suada para dormir?

Resolvi lavar a calcinha. Ele já cheirava suado e um pouco áspero. Amanhã eu me sentiria melhor se pudesse colocar uma tanga recém-lavada.

Lavei a calcinha e pendurei. Ele não tinha muito tecido, com certeza secaria rapidamente. De alguma forma eu não queria ficar completamente nua na cama estreita ao lado do meu jovem primo. Então eu coloquei minha meia-calça de nylon de volta e escorreguei para debaixo das cobertas.

David havia se espalhado bastante.

Eu só tinha um pequeno pedaço, então coloquei minhas mãos na minha barriga para não ter muito contato com David. Senti o tecido um tanto áspero da meia-calça e esfreguei levemente a barriga, depois fui um pouco mais fundo com a mão, senti os primeiros pelos através do tecido. Então procurei minha coluna e pude sentir o calor e a umidade através da meia-calça.

Se foi o vinho, a proximidade com meu primo, não me lembro, mas de repente fiquei incrivelmente excitado e queria me satisfazer. Eu lentamente puxei minha mão para cima e então deslizei sob a meia-calça, através do meu estômago, até a linha do cabelo e mais abaixo. Coloquei meus dedos indicador e anelar em meus lábios, meu dedo médio em meu clitóris e lentamente comecei a esfregá-lo, com cuidado, sem fazer muitos movimentos, eu não queria acordar David, embora sua respiração alta soasse como se ele estivesse um sono profundo. Acariciei meu peito com a mão esquerda e fui andando devagar.

Eu não percebi o que estava acontecendo ao meu redor.

De repente, senti a mão de David!

Congelada, parei de me acariciar. Mas sua mão apenas descansou na minha barriga lisa. Despertou-me ainda mais!

Ele rolou para o lado e acenou com a mão.

Eu não tinha certeza se David estava dormindo ou acordado, nem queria dizer nada. Continuei a me acariciar e senti sua mão na minha mão através do tecido fino da meia-calça.

Fortemente excitado, tornei-me mais corajoso e me acariciei como sempre fazia sozinho em minha cama: minha mão inteira subia e descia e eu pressionava meu dedo médio cada vez mais fundo na minha coluna molhada.

Finalmente meu orgasmo veio e eu tive que gemer baixinho.

Eu apenas deixei minha mão descansar onde eles estavam. David tirou a mão de mim. A julgar pelo som, ele abaixou a calcinha e aparentemente começou a se masturbar.

Então ele não estava dormindo e me pegou se masturbando. Ainda nenhuma palavra havia sido trocada entre nós. Acendi a luz, puxei as cobertas e foi como eu pensei que seria!

David havia abaixado a calcinha e estava se masturbando.

Com movimentos firmes e rápidos, ele empurrou o prepúcio para cima e para baixo e olhou para mim. Eu nunca tinha visto um homem se masturbar antes, então fiquei particularmente fascinado. Não parecia incomodá-lo, ele apenas continuou. Seus movimentos se tornaram cada vez mais rápidos. Então ele fez uma pausa e esguichou seu esperma. Ele disparou em direção ao seu estômago em um arco alto.

"Deite-se, eu vou pegar um lenço para você", eu sussurrei baixinho.

Levantei-me, fui até minha bolsa, puxei um ritmo e dei a ele. Sentei-me na beirada da cama enquanto ele limpava seu esperma.

"Você sempre usa meia-calça quando faz isso?" ele perguntou curioso.

"Não, só hoje, mas é ótimo por causa do tecido."

Apaguei a luz e nos cobrimos novamente.

"Com que frequência você realmente faz isso?" ele perguntou-me.

"Bem, quase todos os dias."

"Posso assistir você da próxima vez?" ele sussurrou, gaguejando.

"Uma boa ideia, se eu puder assistir você também."

"Eu adoraria, isso realmente me empolgou", respondeu David.

"Ok, então vamos fazer assim, mas agora vamos dormir."

4

O primo tesão!

Porra, eu estava com tesão!

Lá eu deitei nua na minha cama e acariciei meus lábios molhados com meu dedo médio. Meus pais foram a um funeral e ficaram com minha tia por três dias. Em casa eu tinha meu vibrador, que não ousei levar comigo. Já dois dias sem meu amigo borracha.

Eu estava com tesão e insatisfeita. Porcaria!

Senti que aquele era o pior momento da minha vida. Dois dias podem ser tão longos.

Droga, eu estava com tesão!

Na minha cabeça, passei por todos os atores de aparência sexy e me masturbei o máximo que pude. Mas meus dedos não encontraram redenção.

Droga! Droga!

Eu precisava de um pau de carne e osso! Além disso, uma língua ágil que me mimasse seria ótimo!

Os pensamentos mais estranhos vieram à minha cabeça. Lembrei-me de Noah que eu tinha transado uma vez. Havia também Marcel, que me pegou por trás no lago.

"Controle - se ," eu me repreendi. "Você não é uma dessas cadelas ninfomaníacas!"

Mas não ajudou!

Quanto mais eu mexia com meus dedos, mais irritado e frustrado eu ficava. Foi chorar!

Levantei-me com raiva e olhei no espelho da parede.

Anna, 18 anos, nua, em ótima forma, com uma figura esbelta e atlética. Eu tinha pernas bonitas e esbeltas, cintura fina e dois seios em forma de maçã, significando "um punhado".

No geral, uma festa para os olhos! Mas ninguém lá para me foder!

Droga! Droga!

O que devo fazer?

Algo para distraí-lo. Talvez um pouco de TV? Eu não tinha muito mais à noite.

Puxei um roupão fino sobre meu corpo nu e abri a porta silenciosamente. Um rápido sentar-se: tudo quieto. Tudo? Não, algo rangeu em algum lugar.

Talvez um ladrão?

Um arrepio tomou conta de mim. Involuntariamente, apertei mais o roupão em volta de mim. Eu movi minha cabeça e escutei. O rangido não vinha do andar de baixo, vinha de um dos quartos vizinhos. Arrastei-me silenciosamente em frente ao quarto da minha tia: nada!

Banheiro: nada!

minha prima Florina : opa!

Eu coloco meu ouvido na porta. Agora eu ouvi o guincho e algo mais: um gemido baixo.

Juntei dois mais dois: minha priminha "pequena" estava obviamente no meio da masturbação.

De repente, fui dominado por uma curiosidade indescritível.

Meu priminho Florian!

Um menino magricela e discreto! Certamente ele também tinha um pênis chato e fino para combinar com seu corpo.

O que eu estava pensando de novo?

Mas eu não conseguia me livrar da imagem na minha cabeça. O que você acha que parecia quando ele estava se masturbando? Como ele foi construído?

O pequeno puxão diabólico começou em meu abdômen. Espalhou-se por todo o meu corpo e quando chegou à minha cabeça fez 'bang!' e meu cérebro cedeu. O fusível queimou sem aviso! Inclinar! Transbordar!

Eu silenciosamente empurrei a maçaneta da porta e cuidadosamente abri a porta uma fresta. Lá meu primo estava nu de costas no brilho da lâmpada de cabeceira enquanto sua mão direita massageava seu pênis longo e grosso em um ritmo louco.

Por causa do pau fino! Um pênis realmente magnífico que era!

Sua cabeça estava inclinada na minha direção, mas felizmente ele não me viu. Ele não podia me ver porque seus olhos estavam no punho em sua mão. Eu a reconheci como uma revista pornô muito usada intitulada "A bunda do meu primo!"

O que é que foi isso?

Eu estava prestes a bater a porta com raiva quando meus olhos caíram em seu pau novamente. Esse foi realmente um belo exemplo! Longo e grosso! Um verdadeiro spoiler de mulher!

Havia uma joia dessas a poucos metros de distância e eu tirei uma com dificuldade e insatisfeita? Por outro lado, estou falando do meu primo!

Meu priminho chato, de quem eu tinha que cuidar o tempo todo mesmo quando menina e que me dava nos nervos com seus constantes questionamentos.

E por que diabos ele está lendo histórias sobre primos nus?

Notei meus mamilos se levantarem. Porra, minha boceta estava ficando molhada novamente.

Uma cauda de carne e osso e a poucos metros de mim!

Minha mão esquerda deslizou sob meu roupão e gentilmente acariciou meus lábios molhados.

O resultado foi o esperado: meu clitóris ficou curioso, duro e ereto! O resto da minha boceta estava tão molhada e escorregadia que meus dedos deslizaram para dentro com facilidade.

Eu não pude deixar de gemer.

Naquele momento, Florian me notou e me olhou surpreso. Eu podia imaginar exatamente o que estava acontecendo em sua mente agora. Lá estava seu primo de pé na porta aberta olhando para seu pênis e uma mão sob seu roupão. Você não precisava ser um clarividente para adivinhar o que aquela mão estava fazendo ali.

Ele tinha parado de se masturbar.

Só agora notei que meu roupão estava tão aberto que meu irmão podia ver facilmente meu seio esquerdo em todo o seu esplendor e esplendor.

Sem dúvida, apresentamos uma imagem muito emocionante!

" Eu, ... uhhh , sim, ... eu...", gaguejei e deveria ter desaparecido. Mas eu soube imediatamente que Florian, que podia ser muito rancoroso, contaria a minha tia sobre essa situação em algum momento. E eu nem queria imaginar o que isso significaria.

Eu tinha que acalmá-lo!

Então eu abri a porta, entrei em seu quarto e tranquei silenciosamente.

"Florian, escute," eu comecei, mas fiquei em silêncio imediatamente quando notei sua aparência. Meu roupão agora estava completamente aberto devido ao meu comportamento ousado. Ele inspecionou meus seios com curiosidade, apenas para então ser pego no meu triângulo de pelos pubianos.

"Uau, você está incrível!" ele disse suavemente.

Achei que um cavalo ia me chutar! "O que você acabou de dizer?"

"Eu disse que você está ótima. Eu não teria acreditado em você, irmãzinha."

Fechei o roupão com firmeza e sentei em sua cama, lutando para não ficar olhando para seu pau.

"Ouça, Florian," eu comecei de novo. "Não há como nossos pais saberem que eu assisti você se masturbar, ok?"

"Eles não precisam", ele respondeu corajosamente, "mas por que você está sussurrando?"

Como ele conseguiu me chatear tão rapidamente?

"Porque... porque... porque estou envergonhada."

"Então você tem vergonha de olhar para o pau do seu primo?"

"Eu não vou fazer isso de jeito nenhum," eu disse indignada, mas fiquei vermelha como um tomate.

"Quem acredita!" ele gravou.

Eu tive que lamber meus lábios enquanto olhava para seu pênis e escroto peludo.

"Se você continuar olhando para o meu pau, eu quero ver sua doce boceta de perto também."

Eu deveria ter dado um tapa no cara medonho, mas em vez disso eu apenas respirei, "Ok".

Agora Florian parecia completamente surpreso, mas segurou seu pau duro novamente. Foi uma visão edificante ver a glande vermelha pequena e brilhante aparecendo entre seus punhos de novo e de novo.

Sem pensar duas vezes, desdobrei meu roupão completamente e sentei em sua cama com as pernas abertas.

Massageei meu clitóris com a ponta do dedo.

Por um tempo, sentamos em silêncio e nos masturbamos.

O que estávamos fazendo aqui era totalmente perverso, mas também extremamente excitante.

Lembrei-me da revista pornográfica que ele havia lido.

"Por que você está lendo tanta obscenidade? Onde você conseguiu isso?" Eu perguntei.

"Do papai", ele respondeu. "Eu roubei secretamente o caderno dele. Ele tem tantos que provavelmente nem percebe."

"Papai lê essas revistas?" Eu perguntei surpresa.

"Sim, eles são muito legais. Há caracóis quentes lá. Eles fodem... uhh ... fodem como loucos."

"E você gosta disso?"

"Eu definitivamente gosto do que vejo na minha frente agora muito melhor do que fotos!"

De quem ele tirou essa impertinência?

Minha curiosidade levou a melhor sobre mim. "Mostre-me o caderno!"

Florian me entregou o cabo, porque ele não queria soltar seu pau duro.

Folheei as páginas por um tempo e não consegui o suficiente dos paus grandes e grossos dos homens.

Mais uma vez eu tive que gemer involuntariamente.

Meu primo me olhou no rosto.

"Você está com muito tesão, Anna."

"Ah, sim," eu respondi mal-humorado, "como você sabe disso?"

"Muito simples: seu rosto mostra manchas vermelhas, você respira curto e seus mamilos estão rígidos. Você quer negar isso?"

"Não, não..." eu concedi.

Joguei o livreto na cama e dei uma olhada mais de perto em seu pau. Depois de todas as fotos da revista, aqui estava um espécime real em carne e osso e muito gostoso de se olhar.

"Posso tocá-lo?" Eu perguntei, limpando minha garganta porque minha voz estava grossa.

"Claro", ele ofereceu imediatamente. "Se eu estiver com você também..."

"Fora de questão!" Eu bati nele com raiva, mas me acalmei rapidamente. Ele estava certo!

Era justo se ele pudesse me tocar e além disso eu estava extremamente excitada.

"Ok," eu disse em um tom de perdão.

Florian soltou seu pênis duro e eu coloquei minha mão em torno de seu poderoso cetro. Ele pulsava quente e duro na minha mão. Eu lentamente movi minha mão para cima e para baixo.

Ele fechou os olhos e me deixou fazer isso. Isso me deu mais coragem. Eu usei minha outra mão e comecei a coçar suas bolas.

Foi uma grande sensação ter meu primo em meu poder. Gemendo, ele se rendeu a mim. A glande brilhante chamou minha atenção. Qual o sabor disso?

Inclinei-me para frente e lambi cuidadosamente a ponta de seu pênis. Ficou delicioso! Eu sabia que era errado, mas eu estava muito excitada, então eu envolvi meus lábios sobre seu amplo tronco e joguei minha língua sobre sua cabeça.

Foi incrível!

Finalmente um rabo feito de carne e osso, sozinho para mim!

Intensifiquei meus esforços. Eu alternadamente lambi suas bolas e inalei seu cachimbo latejante. Florian gemeu alto!

Um sinal de alerta vermelho começou na minha cabeça: se você não parar agora, seu priminho vai esguichar a semente dele em sua boca gananciosa.

Então eu desacelerei, o que ele não queria acreditar no início. De novo e de novo ele levantou sua pélvis e empurrou seu pau na minha boca para significar que eu deveria finalmente terminar meu trabalho.

Mas eu não pretendia!

Pelo contrário, soltei seu pênis, levantei-me brevemente para jogar meu roupão de lado e depois abri as pernas.

"Venha lamber minha buceta molhada! Você já pode fazer isso, certo?"

E como ele poderia!

Em nenhum momento ele se agachou entre minhas coxas e começou a lamber meus lábios com a língua.

E ele era bom!

Muito bom mesmo!

Onde ele aprendeu isso?

Saí como um trem expresso. Sua língua dançou sobre meu clitóris e seus dedos começaram a penetrar minha vagina. Já era hora de terminar o jogo, mas o Rubicão havia sido cruzado há muito tempo. Não havia como voltar atrás!

Ele me fez ir e eu me entreguei completamente a ele. Meu corpo estava gritando por liberação o dia todo e finalmente parecia estar conseguindo.

Dentro de alguns minutos eu escalei um pico pela primeira vez. Ele bateu enquanto sua língua brincava entre meus lábios. Seu dedo médio começou a procurar minha roseta e brincar com meu esfíncter enrugado.

Droga o que foi isso!

Este pirralho tinha muito sobre isso!

Ele gentilmente empurrou a ponta do dedo no meu buraco enrugado enquanto passava a língua pelo meu clitóris.

O orgasmo me alcançou como uma tempestade repentina. Eu mal senti o aumento da minha excitação quando gozei tão rápido e forte como não tinha há algum tempo.

" Ohjaaaa ," eu gritei, gemendo, " jaaaaaaa ."

Senti sua mão esquerda em meus seios, ele amassou meus mamilos duros e apertados, mas isso é exatamente o que eu precisava no momento.

Eu estava nas nuvens e ele fez meu corpo brilhar. Esta é provavelmente a única maneira de explicar minha próxima frase, porque eu me ouvi dizer: "Vamos, enfie seu pau em mim! Foda-me! Foda-me até o fim! Eu preciso disso!"

Florian apenas hesitou brevemente. Ele não teria sido um

cara se tivesse ignorado essa oferta. Eu era seu primo mais velho e deveria tê-lo segurado. Em vez disso, fui eu que implorei com urgência.

Ele rolou sobre mim e empurrou seu pau pelos meus lábios. Então ele começou a me foder com estocadas lentas e profundas.

Foi uma sensação divina!

Finalmente preenchido novamente, finalmente um tubo quente e pulsante na minha boceta e um garanhão forte nisso.

" Yaaaaaaaaa foda-me com força," tudo que eu podia fazer era gemer.

Como eu poderia saber que um filho da puta tão talentoso morava nesta casa.

Agarrei sua bunda e o puxei para mais perto de mim. Como agradecimento, ele bateu seu pau em mim até o colo do útero. Isso acabou comigo. Eu pulei do penhasco novamente, me deixei levar por um segundo orgasmo e aproveitei cada uma de suas estocadas profundas.

"Oh Deus, sim, é tão maravilhoso foder você", ele engasgou. "Nós deveríamos ter feito isso muito antes!"

"De jeito nenhum teríamos", pensei, mas não teria sido honesto ou apropriado.

Com a precisão de um martelo a vapor operado por computador, Florian bateu seu membro em meu buraco voluntário. Ofegante e ofegante, recebi suas estocadas. Eu estava apenas disposto a foder a carne, focado no próximo orgasmo.

"Oh, que incrível! Estou fodendo meu primo!" ele gemeu. "Estou fodendo minha prima com tesão e inundando-a com meu esperma ! Sim, estou bombeando meu sêmen em seu buraco com tesão!"

"Sim, esguicho... esguicho..." Eu engasguei, então senti Florian enrijecer, empurrar profundamente em mim e espalhar um calor inacreditavelmente bom. Eu gozei novamente e o senti rolar de cima de mim e me pegou em seus braços.

Eu ainda não era bem eu mesma. Eu o deixo agarrar meus seios, beijar minha nuca e sussurrar para mim:

"Você é a mulher mais gostosa que eu já fodi!"

5

Montado durante o sono!

"Olá Emily. Aonde você vai?" Ben perguntou enquanto seu primo passava correndo freneticamente por ele.

"Compras. Você não vai fazer isso", ela respondeu.

"Eu não tenho tempo para isso", respondeu ele.

"Como sempre," Emily disse resignada e saiu de casa. Sua mãe havia se divorciado há três meses e estava temporariamente morando com a irmã. Então Emily estava morando com sua tia e tio. Havia também Ben, seu primo.

Ben cuidou de sua prima atraente e teve que sorrir com a resposta mal-humorada dela, porque eles realmente se davam muito bem. Ela teve a impressão de que ele também a achava muito atraente sexualmente.

Emily podia dizer por sua aparência.

Às vezes, quando ele pensava que não estava sendo observado, ela o notava olhando para seus seios. Ou quando ela estava sentada no sofá com sua minissaia, ele tentava olhar entre suas pernas e dar uma olhada em sua calcinha.

Emily agora estava gostando de provocar Ben. Às vezes, como por acidente, ela se inclinava para dar uma olhada em seu decote. Quando ela estava de minissaia, ela aleatoriamente abriu as pernas para que ele pudesse ver sua calcinha.

Quando ela saía do banheiro depois do banho, muitas vezes ela estava apenas de calcinha e sutiã. Então, quando ela encontrou Ben no corredor, ela sabia que ele a estava despindo com os olhos. Ela gostou disso!

Enquanto Emily fazia compras, Ben trancou a porta da frente e caminhou pelo corredor até uma porta. Antes de abri-lo, ele olhou ao redor mais uma vez em todas as direções.

A porta levava ao quarto de seu primo!

Ele entrou no quarto e dirigiu-se ao cesto de roupa suja. Ele levantou a tampa e imediatamente encontrou o que estava procurando.

A calcinha da Emily! Ele pegou na mão.

Com a mão trêmula, levou-o ao nariz e cheirou-o. O cheiro era impressionante. Ele saiu do quarto dela, de calcinha na mão, e atravessou o corredor até seu quarto, que ficava do outro lado da rua. Lá ele se deitou em sua cama.

Ben vinha fazendo isso com mais frequência ultimamente.

Quando seu primo não estava lá, ele pegava suas calcinhas usadas, as cheirava e se masturbava. A virilha de sua calcinha cheirava intensamente a seu suco de prazer e xixi . Como Emily não estava usando protetores de calcinha, geralmente você podia ver o muco seco da boceta na virilha de sua calcinha. Ben animado isso!

Mas ele sempre tinha que ter certeza de que tinha a calcinha de volta a tempo antes que ela pudesse notar.

Seu pênis ainda estava duro como pedra. Ele a empurrou

vigorosamente com uma mão enquanto segurava a calcinha na frente do nariz com a outra. Então ele atingiu seu clímax e esguichou seu esperma em seu estômago.

De repente, ele ouviu um barulho no corredor!

"Merda, Emily está de volta", ele amaldiçoou.

Ele sentiu falta de colocar a calcinha de volta no cesto de roupa suja sem ser notado. Ben sabia que ela lavaria a roupa amanhã. Ela fazia isso todo sábado.

Ele tinha certeza de que se essas calcinhas estivessem faltando, ela notaria. Ele teria que tentar esgueirar-se em seu quarto esta noite quando ela dormisse e colocar a calcinha de volta na cesta. Isso era arriscado, mas qualquer outra coisa teria sido ainda mais perigosa. Ela provavelmente só sairia do quarto por um curto período de tempo hoje para lavar e escovar os dentes. Se ele tentasse trazer o deslizamento de volta durante esse tempo, ela poderia pegá-lo.

Emily estava cansada.

Ela se despiu e olhou seu corpo nu no espelho. Enquanto ela acariciava seus grossos pelos pubianos castanhos, ela sentiu uma sensação de formigamento em suas partes íntimas. Ela vestiu uma camisola curta e se absteve de calcinha. Nesse calor, era bom que seu corpo tomasse um pouco de ar fresco. Depois de escovar os dentes, ela foi para a cama.

Ben esperou até pouco depois de uma da manhã.

"Agora ela deve estar dormindo", pensou, pegou a calcinha, saiu do quarto e atravessou o corredor.

Ele escutou na porta. Tudo estava calmo. Em seguida, ele abriu a porta com cuidado e se esgueirou para dentro. O cesto de roupa suja estava à direita de sua cama.

Ele decidiu se deitar no chão e rastejar pela sala de quatro. Isso seria o mais discreto.

Chegando ao cesto de roupa suja, ele levantou a tampa e jogou a calcinha. Ele estava prestes a voltar, mas arriscou uma espiada em seu primo adormecido.

Como ela não abaixava as persianas da janela à noite, havia alguma luz lá fora. Ele podia vê-la na semi-escuridão. Ela estava deitada do lado direito com as pernas dobradas. Sua camisola curta tinha subido um pouco, expondo seu traseiro quase completamente.

Ben não podia acreditar!

Ela não estava usando calcinha. Ele não pôde evitar, como se por um comando interior ele se arrastou até a cama para olhar para ela.

Lá estava ela dormindo e sexy. Ele teria gostado de tocá-la.

Mas era seu primo!

Ele se agachou ao lado de sua cama para que pudesse ver diretamente entre suas pernas dobradas e se aproximou com a cabeça.

Seus lábios estavam a apenas alguns centímetros de distância. Ele pensou que podia sentir seu cheiro íntimo.

Seu pênis ficou duro como pedra!

Com a mão direita, ele enfiou a mão nas calças e massageou seu pênis. Ele deitou a cabeça no colchão e deslizou cada vez mais perto de seu traseiro.

Ele estava quase tocando-a agora.

Ele podia realmente cheirá-la agora: a boceta de Emily!

Agora ele jogou toda a cautela ao mar. Ele tinha que tocá-la.

Ele gentilmente pressionou seu dedo indicador trêmulo em seus lábios. Então ele esperou para ver se ela acordaria.

Nada aconteceu.

Novamente ele correu os dedos sobre sua vagina. Ela não se moveu. Ele ficou mais ousado e agora começou a acariciar seus lábios.

Muito gentil e cuidadosamente ele moveu a ponta do dedo de cima para baixo. Sua boceta estava quente e um pouco viscosa.

Ben tremia cada vez mais de excitação. Ele nunca esteve tão excitado. Ele tocou a boceta dos seus sonhos - a vagina de sua prima!

A ponta de seu dedo indicador alcançou o clitóris dela e o

massageou suavemente. Seu dedo médio deslizou cada vez mais facilmente através de sua pequena fenda.

Produziu umidade e calor!

Ele já não empurrou seu pênis. Qualquer toque agora o faria explodir. E ele não queria vir ainda. Ele queria aproveitar o momento.

A princípio Emily pensou que estava em um sonho erótico, mas depois percebeu que alguém a estava acariciando entre as pernas.

Foi ótimo!

Ainda assim, ela ficou chocada. Ela abriu os olhos e deveria ter gritado. Mas ela não o fez. Na verdade, só poderia ser Ben, seu primo. Se ela gritasse agora e cercasse a casa inteira, seu bom relacionamento com o primo provavelmente estaria arruinado. Sem falar no grande constrangimento que isso causaria para sua mãe, mas também para si mesma. Além disso, o que ele estava fazendo era bom.

Ela decidiu deixá-lo fazer um pouco mais.

Nada havia acontecido ainda!

Claro que ela não iria dormir com ele. Afinal, ele era seu primo. Mas por que ela não deveria se divertir um pouco? E tenho certeza que ele gostou também, caso contrário não estaria trabalhando em seu clitóris tão intensamente. No entanto, sua posição atual não era tão ideal. Ela estava deitada de lado com as pernas dobradas e Lukas teve que inserir o dedo em sua vagina, que estava presa entre as pernas, por trás. Ela decidiu mudar de posição para que Ben pudesse ter acesso mais fácil a sua boceta. Ela continuou a fingir estar dormindo, mas lentamente rolou de costas agora. O dedo de repente desapareceu de sua fenda, o que ela lamentou. Ela se certificou de que sua camisola não caísse sobre seu triângulo púbico. A buceta deveria ser livremente acessível e visível para ele, tanto quanto fosse possível na semi-escuridão. Quando ela rolou de costas, ela dobrou a perna direita ligeiramente e a deixou cair para o lado. Agora sua boceta estava exposta e podia ser trabalhada.

Ben quase desmaiou quando ela se moveu de repente. Ele rapidamente tirou o dedo de sua boceta e deitou ao lado da cama.

"Está tudo acabado agora!" ele pensou. "Ela me pegou e vai gritar!"

Mas nada aconteceu.

Depois de um tempo, ele se atreveu a levantar a cabeça para olhar para ela. Ela estava deitada de costas agora, a perna direita dobrada. Ele agora podia ver o triângulo púbico e sua boceta em toda a sua glória. Mais uma vez ele não pôde evitar. Ele se aproximou lentamente e tocou sua vagina com um dedo.

Nenhuma reação!

Ele penetrou em sua coluna. Ela estava totalmente molhada. Ele massageou seu clitóris novamente. Agora ele acrescentou um segundo dedo. Isso o deixou totalmente excitado. Ele havia jogado completamente sua cautela ao mar. Ele estava convencido de que ela estava em um sono tão profundo que não iria acordar. Ele massageou seu clitóris com o dedo indicador e penetrou sua vulva com o polegar. Foi muito fácil!

Ben sentiu o calor e a umidade de sua vagina. O cheiro do muco de sua boceta subiu em suas narinas. Ele estava fora de si e agora pegou a segunda mão para ajudar. Com uma ele trabalhou em seu clitóris, com o dedo médio da outra mão ele penetrou em sua vagina. Seus movimentos se tornaram cada vez mais violentos, e sua vagina cada vez mais molhada.

Emily pensou que havia alienado sua prima ao mudar de posição. Mas depois de um tempo ela sentiu um dedo em sua boceta novamente. Então um segundo. Ele sempre se tornou um explorador. Agora ele até penetrou seu buraco com um dedo.

Emily estava excitada e teve que abafar seus gemidos porque ele pensou que ela estava dormindo.

Em algum momento ela teve que parar com isso. Ele era seu primo e na verdade eles já tinham ido longe demais. Mas foi tão incrível. Então ela decidiu aproveitar um pouco mais e pará-lo um pouco mais tarde fingindo acordar. Mas ele deve ter tempo suficiente para sair da sala. Agora ele entrou em sua vagina com dois dedos.

Foi fantástico!

Seu primo a tocava descontroladamente e ela sempre ficava com tesão. Ela desejou que nunca parasse.

"Eu poderia fazer melhor, no entanto", ela pensou. "Seria ótimo se ele lambesse meu clitóris com a língua."

Se ele a tocou ou lambeu, a diferença não é tão grande. "O principal é que não dormimos juntos", ela se acalmou.

Ela abriu as pernas um pouco mais para que ele tivesse melhor acesso à sua vagina.

Ben não pôde mais se conter. Ele só tinha que cheirar e provar aquela linda boceta.

Ele se levantou lentamente e subiu na cama. Ele se deitou de bruços entre as pernas dela. Seu pênis estava agora encravado entre seu estômago e o colchão.

Ele quase veio!

Mas ele podia quase se controlar. Sua boceta estava agora bem na frente de seu nariz. Ele inalou o cheiro de sua vagina molhada, então ele tocou a ponta de sua língua em seu clitóris. Novamente ele esperou. Quando ela não respondeu, ele continuou. Ele deixou sua língua dançar sobre seu clitóris. Ela cheirava tão bem. Ele estava no sétimo céu. Novamente ele pegou seus dedos para ajudar e penetrou profundamente entre seus lábios.

Ele deixou seus dedos circularem enquanto continuava a mordiscar sua pérola de prazer.

A respiração de Emily estava ficando mais rápida agora!

Ela realmente queria gemer alto. Mas ela não queria revelar a ele que estava acordada, pelo menos não ainda. Foi muito bom quando ele a tocou e massageou seu clitóris.

Mas de repente ele a soltou!

Ela já estava com medo de que ele saísse de seu quarto.

Mas não foi assim. Em vez disso, ela o sentiu empurrar-se lentamente em sua cama.

"Não existe tal coisa como ele quer me lamber!" ela triunfou mentalmente. Ela já sentiu a língua dele em seu clitóris. Ela poderia ter gritado de felicidade.

"Vou deixá-lo lamber um pouco mais. Mas aí temos que parar. Mas agora um pouco mais", pensou ela. "Meu primo é um bom lambedor. Se ele continuar assim, ele vai me fazer gozar", afirmou.

Lambido ao orgasmo pelo próprio primo! O pensamento de fazer algo proibido a deixou ainda mais excitada. Ele colocou dois dedos em sua vagina novamente. Ela poderia ter gritado novamente. Ela ficou surpresa consigo mesma por poder experimentar os maiores sentimentos de prazer sem fazer grandes barulhos. Agora ele colocou outro dedo em sua vagina. Ela não seria capaz de aguentar muito mais tempo!

A razão de Ben agora falhou completamente.

Ele estava intoxicado por essa buceta, por seus sucos e por seu tesão. Ele pensou para si mesmo:

"Se eu posso lambê-la e tocá-la, eu posso fodê-la."

Quanto mais pensava nisso, mais gostava da ideia. Ele se endireitou, puxando seu short para baixo de modo que seu pau e seu saco ficassem à mostra. Seu pau estava duro como pedra. Nunca foi tão grande como agora. Ele se inclinou sobre ela e se apoiou à esquerda e à direita de seu corpo com as mãos. Ele não queria colocar seu peso sobre ela.

Ela não tinha permissão para acordar!

É o suficiente se eu cuidadosamente empurrar meu pau em sua vagina.

Muito cuidado!

Ele lentamente abaixou sua pélvis até que sua cabeça tocou a entrada de sua boceta.

Emily sentiu que não demoraria muito para que ela chegasse ao clímax. Sua prima a lambia e a tocava tão bem. Mas pouco antes da hora, ele parou.

Ela poderia tê-lo esbofeteado!

Ela cautelosamente abriu os olhos um pouco. Com o canto do olho, ela viu Ben se sentar e puxar as calças para baixo. Seu pau duro saltou para fora.

Então ele se inclinou sobre ela e colocou os braços em cada lado de seu torso.

"Isso não pode ser verdade! Essa putinha com tesão quer me foder. Eu não posso permitir isso. É meu primo!" ela pensou.

Emily não sabia o que fazer.

Seu pênis parecia tão grande. Apenas o tamanho certo. ele era tão duro Maldito!

Ela teria gostado de provar como ele se sentia.

"Se ele tocar minha boceta com seu pau, não é tão ruim", ela se consolou. "Só não deixe que ele me penetre. Se ele quiser, eu tenho que segurá-lo."

Então ela se lembrou de que uma vez Ben lhe dissera que nunca tinha dormido com uma garota de verdade.

"Ele não sabe o que é colocar o pau em uma buceta", ela pensou. Ela ainda queria fazer-lhe esse favor. Ela ainda queria conceder-lhe isso.

Mas então deve ter acabado!

Ben não podia acreditar. Ele estava curvado sobre seu primo. Com seu pênis na entrada de sua vagina. Um impulso para frente e ele a foderia.

Ele foderia seu primo!

Pela primeira vez em sua vida faria sexo. Ele avançou lentamente. A vagina úmida e quente rodeava sua glande. Foi tão leve e me senti muito bem. Todo o seu corpo estremeceu. Logo seu pênis desapareceu dentro dela até a base de seu pênis. Ele começou a entrar e sair.

Emily o sentiu entrar nela!
Foi uma sensação incrível. Ela foi fodida por seu primo. Isso só a excitou ainda mais. Ela queria gemer alto, mas ainda fingia estar dormindo. Tinha que acabar. Sob nenhuma circunstância ele foi autorizado a gozar em sua boceta.
"Um pouco mais", pensou ela. "Apenas mais algumas estocadas."
Com ele curvado sobre ela, ela podia cheirar seus próprios sucos de boceta. Toda a boca dele devia estar

molhada da lambida anterior. Isso a excitou ainda mais.

Ben agora aumentou o ritmo com que a empalou. Foi a coisa mais legal que ele já experimentou. Ele viria logo, pois já podia sentir seus sucos esperando para sair de suas bolas. Até agora, ele não tinha pensado sobre o fato de que ele não poderia cobri-la com seu esperma. Ele também não sabia se ela estava tomando pílula. Mas no momento ele não se importava. Ele só queria foder. Ele olhou para ela.

De repente ela abriu os olhos!

"Ela está acordada!" ele percebeu, chocado.

Atingiu-o como um raio. Ele rapidamente queria puxar seu pau para fora dela e correr para fora da sala. Talvez ela não o tivesse reconhecido na penumbra.

Emily abriu os olhos e olhou diretamente para ele.

O que ela deveria fazer?

Ela estava excitada além da medida e agora queria ter um orgasmo. Mas ele era seu primo! Mesmo assim, seu pau estava excitado em sua boceta. Quando ela percebeu que ele estava prestes a puxar seu pau para fora dela, ela segurou sua bunda com as mãos e sussurrou: "Não pare! Faça isso!"

Agora todas as barragens se romperam!

Ben se jogou em sua prima com todo o corpo e a fodeu como um homem possuído. Emily gemeu alto e abriu as pernas o máximo que pôde. Ela moveu sua pélvis ao ritmo. Ele bateu nela com estocadas selvagens e ela atingiu seu clímax.

" Yaaaaaaaa ", ela gritou seus sentimentos.

Seu corpo estremeceu e estremeceu descontroladamente. Sua boceta contraiu, o que foi demais para Ben também. Ele empinou com um gemido e esguichou seu esperma profundamente na boceta de seu primo com estocadas selvagens.

Antes mesmo de Emily recuperar a consciência, Ben saiu de seu quarto. Ele puxou seu pênis para fora dela e então correu para fora da sala o mais rápido que pôde.

Emily ficou ali, completamente exausta.

Ela ainda tinha as pernas bem abertas. Sua vagina estava inchada e o sêmen escorria entre seus lábios e pingava em sua cama.

Ela decidiu ter uma conversa tranquila com seu primo amanhã. Ela iria repreendê-lo e ao mesmo tempo pedir-lhe para fodê-la novamente o mais rápido possível!

www.ingramcontent.com/pod-product-compliance
Lightning Source LLC
Chambersburg PA
CBHW050806250726
48653CB00006B/2106